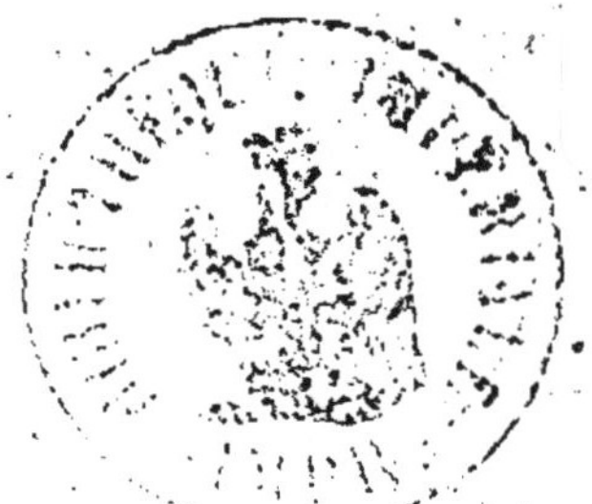

PETITE

BIBLIOTHÉQUE

UTILE ET AMUSANTE.

Les contrefacteurs seront poursuivis selon toute la rigueur de la loi.

PARIS. — IMPRIMERIE DE FAIN,
Rue Racine, n°. 4, Place de l'Odéon.

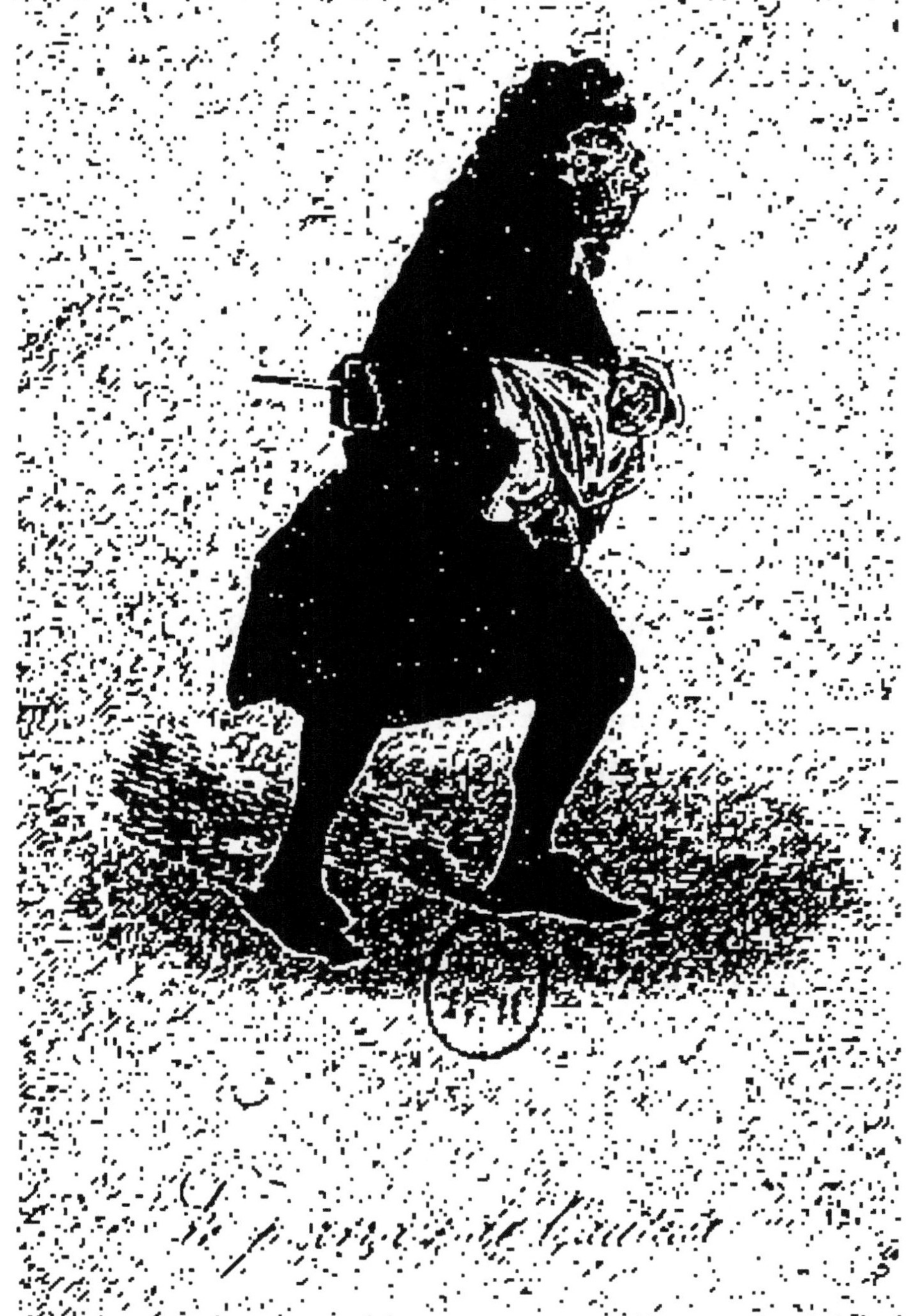

TRAITÉ

MÉDICO-GASTRONOMIQUE

SUR LES INDIGESTIONS.

SUIVI

D'UN ESSAI SUR LES REMÈDES . . . .
A ADMINISTRER EN PAREIL CAS.

DÉDIÉ

AUX GOURMANDS DE TOUS LES PAYS.

OUVRAGE POSTHUME

DE FEU DARDANUS,

Ancien Apothicaire.

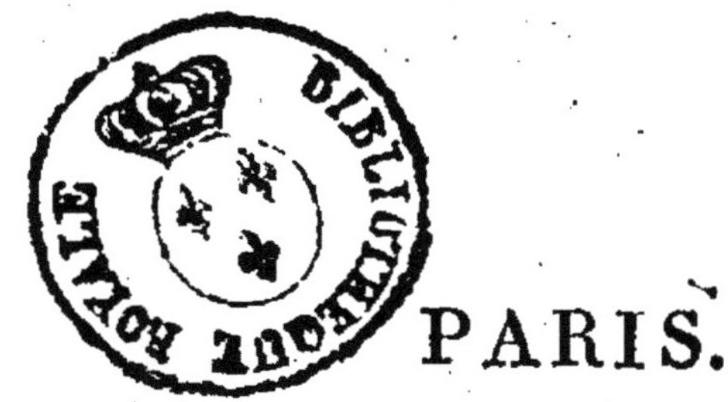

PARIS.

AUDOT, ÉDITEUR DE L'ENCYCLOPÉDIE POPULAIRE,
RUE DES MAÇONS-SORBONNE, N°. 11.

1828.

INTRODUCTION.

IL serait assez difficile de dire à un gourmand, assis à une excellente table, *usque quò venies;* tu n'iras pas plus loin : s'il avait faim, il se moquerait probablement du conseil ou de l'injonction. La voix même du médecin se ferait entendre vainement, car toute la science d'Hippocrate ne pourrait assigner des bornes à l'appétit d'un individu. Tel estomac ne saurait supporter plus d'une livre d'aliment, tel autre en engloutirait trois à quatre fois autant. Les plus heureux gourmands sont ceux qui mangent le plus et qui peuvent manger impunément.

Les anciens étaient de grands mangeurs ; leurs mets étaient épais, lourds, très-échauffans, et pourtant ils digéraient avec une facilité qui tenait du prodige. On pourrait révoquer en doute la voracité de Milon de Crotone, qui tuait un bœuf et le mangeait tout entier dans la même journée; mais rien n'était plus commun que des estomacs semblables à celui d'Hérodore de Mégare, à qui l'on servait à dîner dix livres de pain, vingt livres de viandes et quinze bouteilles de vin; ou de la jeune et belle Aglaïs, qui dansait sur le théâtre après avoir mangé la moitié d'un veau et bu plusieurs amphores de vin de Chypre; or, suivant le docte de Caylus, l'amphore contenait environ douze de nos bouteilles de Bordeaux. S'il faut en croire Athénée, les Siciliens avaient dédié un temple, à la voracité, *edocitati*. Nous ne savons pas si M. Hittorf, qui dessine aujourd'hui les ruines de la Sicile, rencontrera quelque débris de ce temple singulier : ce Capitolinus, qui mangeait soixante livres de viande par jour, aurait mérité d'en être le pontife.

Mais que font toutes ces merveilles de voracité auprès de celles que nous allons raconter!

On trouve, dans le n°. 63 du *Bulletin de la société philomathique*, une observation communiquée par le professeur Percy sur la voracité extraordinaire d'un nommé Tarare, lequel, à dix-sept ans, était en état de manger en vingt-quatre heures un quartier de bœuf du poids de 48 kilogrammes 251 grammes (100 livres). On le surprit un jour tenant un chat vivant par le cou et les pates; il lui déchira le ventre avec les dents, en suça le sang et n'en laissa bientôt plus que le squelette. Une demi-heure après, il rejeta le poil, à la manière des carnivores et des oiseaux de proie. On l'a vu engloutir, dans quelques instans, le dîner préparé pour quinze ouvriers allemands. Au commencement de la dernière guerre, il entra dans un bataillon, mais réduit bientôt à une disette extrême, il tomba malade, et vint à Soultz, où le chirurgien en chef lui fit donner d'abord une quadruple portion; mais, dès qu'il pouvait se glisser dans la pharmacie, ou dans la chambre des appareils, il y mangeait les cataplasmes et tout ce qu'il trouvait sous sa main. Son corps était grêle, sa taille médiocre, son regard timide; ses joues blafardes et sillonnées étaient de

véritables abajoues, dans la cavité desquelles il plaçait jusqu'à douze œufs. Quand
il n'avait pas mangé son soûl, la peau de
son ventre faisait le tour de son corps.
Tarare est mort à l'hospice de Versailles,
âgé d'environ vingt-six ans.

Rien ne peut être comparé à cet homme,
pour la voracité, qu'un nommé Léopold-
Joseph Stoupy, dit Bijoux, employé, l'espace de vingt-deux ans, au musée d'histoire naturelle. Il était non-seulement un
très-grand mangeur, mais sa vie offre le
tableau le plus extraordinaire que l'histoire de l'homme nous ait transmise jusqu'à ce jour. M. Faujas de Saint-Fond,
professeur au musée d'histoire naturelle,
frappé de la vie de cet homme, a pris,
jour par jour, une note de son régime.
Voici ce qu'il raconte à ce sujet : « Bijoux ne vivait, depuis plus de quinze
ans, que de chairs presque toujours
corrompues, et en mangeait en très-
grande quantité. Lorsqu'on disséqua le
rhinocéros, il enterra plus de 97 kilogrammes 901 grammes de chair (environ
200 livres) de cet animal, qu'il exhuma

ensuite, et les garda dans des pots à
beurre l'espace de six mois, pour les manger, quoique putréfiés, lorsqu'il man-
quait d'autre viande. Il a mangé un ours
blanc du Groenland, mort à la ménagerie,
couvert de dépôts et d'ulcères. Il a mangé
pareillement un lynx, une panthère, un
ours, un porc-épic, et plusieurs singes
morts de maladie. Il lui fallait une si
grande quantité de viande, pour sa nourriture ordinaire, qu'il allait à la ménagerie assister à la distribution des viandes
qu'on donnait aux animaux, et partageait
avec eux des chevaux, des bœufs, des
moutons, morts de maladies, et autres
chairs confisquées par la police comme
viandes malsaines. Il a mangé les restes
des dissections des poissons qu'on prépa-
rait pour les galeries anatomiques, quoique la chair fût corrompue et très-fétide.
Il déjeûnait assez souvent avec de gros
rats, à demi cuits dans son poêle. Les garçons boulangers, chez le maître desquels
il faisait quelquefois cuire des viandes,
ont mêlé à ces chairs dégoûtantes de la
fiente de poule, de cheval, et même des

excrémens humains. Instruit de ce mélange, il témoignait son mécontentement, mais il finissait par les manger en disant : *cela n'est pas sale ; je mange bien de la chair de ces animaux.* Le sieur Rousseau, aide anatomique du professeur Cuvier, était obligé de le surveiller de près, et de le faire surveiller, pour ne pas être volé dans son amphithéâtre. Malgré cette surveillance, il lui enleva un jour environ vingt-cinq livres de chair humaine, qu'il mangea moitié crue et moitié grillée dans le four de son poêle. Ne pouvant faire entrer dans cette note tous les phénomènes de la vie dégoûtante de cet homme, nous ne nous permettrons aucune réflexion ni sur les alimens dont il se nourrissait, ni sur l'effet de ses organes digestifs, relativement à ces mêmes alimens. Les causes de la fin tragique de Bijoux, arrivée le 15 floréal an VII, ne nous sont pas bien connues. On prétend qu'un jour, après son souper, il fit la gageure de manger une omelette de vingt œufs, deux livres de pain, de boire deux bouteilles de vin blanc, et une d'eau-de-vie. Ceci est attesté par quelques ouvriers du jardin; mais n'est pas assez authentique pour le regarder comme certain. Le fait est qu'il est mort presque subitement. Le sieur Rousseau pensa que cette mort était la suite de ses excès de vin et d'eau-de-vie. Ce qui porterait à le croire, c'est l'espèce de vacuité où on a trouvé l'estomac, et l'odeur vineuse qui s'exhalait des incisions qu'on avait pratiquées sur son corps, et qui s'est conservée tout le temps qu'on a mis à l'anatomiser. Bijoux était de petite stature, fort et musculeux. Son estomac et ses autres organes étaient très-sains. Son squelette est déposé dans les galeries anatomiques du Muséum. »

La santé de l'homme est moins ferme et plus chancelante que celle des animaux; il est malade plus souvent et plus long-temps; il périt à tout âge, au lieu que les animaux semblent parcourir d'un pas égal et ferme l'espace de la vie. Buffon attribue les causes de cette différence, entre l'homme et les animaux, à l'agitation de l'âme et à *l'imperfection de nos sens qui sont relatifs à l'appétit.* « Les animaux sentent mieux que nous, dit ce célèbre naturaliste, ce qui convient à leur nature. Ils ne se trompent pas dans le choix de leurs alimens, ils ne s'excèdent pas dans leurs plaisirs. Guidés par le seul sentiment de leurs besoins actuels, ils se satisfont sans chercher à en faire naître de nouveaux. Nous, indépendamment de ce que nous voulons tout à l'excès, indépendamment de cette espèce de fureur avec laquelle nous cherchons à nous détruire, en cherchant à forcer la nature, nous ne savons pas trop ce qui nous convient ou ce qui est nuisible, nous ne distinguons pas bien les effets de telle ou telle nourriture, nous dédaignons les alimens simples et nous leur préférons des mets composés, parce que nous avons corrompu notre goût, et que d'un sens de plaisir nous en avons fait un organe de débauche, qui n'est flatté que de ce qui l'irrite. » Plus loin le même auteur ajoute : « L'intempérance détruit et fait languir plus d'hommes à elle seule que tous les autres fléaux de la nature humaine. » Le naturaliste a raison, car si l'estomac était continuellement fatigué de digestions longues et pénibles, on ne trouverait pas dans les observateurs, de temps en temps, quelques exemples de vieillesses aussi prolongées et aussi surprenantes que celles qu'on y lit. On trouve dans le journal de Madrid, du 24 décembre 1779, l'extrait d'une lettre écrite le 1er. juin de la même année, de l'Amérique méridionale, qui fait mention d'une négresse qui existait alors dans cette contrée, âgée de cent soixante-quatorze à cent soixante-quinze ans.

On trouve dans les Transactions philosophiques l'exemple de deux vieillards qui sont morts, l'un âgé de cent-soixante-cinq ans, l'autre de cent quarante. A l'époque de leur mort, ils étaient sains et robustes.

On communiqua de Genève, le 9 janvier 1759, l'exemple d'une dame nommé Lullin, qui avait eu la veille cent ans accomplis, et qui avait reçu ce jour-là un bouquet de Voltaire avec les quatre vers suivans, encadrés dans une guirlande de fleurs.

« Nos grands-pères vous virent belle,
» Par votre esprit vous plaisez à cent ans ;
» Vous méritez d'épouser Fontenelle,
» Et d'être sa veuve long-temps. »

TRAITÉ

MÉDICO-GASTRONOMIQUE

SUR LES INDIGESTIONS.

PREMIÈRE PARTIE.

CHAPITRE PREMIER.

De la digestion.

La digestion est une fonction commune
à tous les animaux, au moyen de laquelle
ils s'approprient des corps étrangers, en
les changeant en leur propre substance.
Ce changement s'opère principalement
dans l'estomac, par l'action d'une force
active, qui, en les décomposant, leur im-
prime un caractère d'animalisation propre à chaque individu, et en forme un
composé nouveau, destiné à réparer les

pertes, à servir à la nutrition et à l'accroissement de l'animal.

Les alimens, parvenus graduellement
dans l'estomac, en écartent les parois qui
cèdent sans réagir. Ses deux orifices se
ferment sur eux. Sa forme et son volume
changent par l'accumulation des substances qui y arrivent. Il se contracte sur
la masse alimentaire, l'embrasse et la tou-
che par tous les points. Il éprouve en
même temps un mouvement de *voluta-
tion* sur lui-même ; sa face antérieure devient supérieure, la postérieure devient
inférieure, sa grande courbure se dirige
en devant, et la concave en arrière. L'é-
cartement qui existait entre les deux lames
de l'épiploon gastro-hépatique disparaît,
et est employé à l'augmentation de son
volume. Ses deux feuillets s'appliquent à
sa surface, et deviennent, comme l'observe le professeur Chaussier, un *diverticulum* du sang qui se portait au grand
épiploon. Ce n'est que dans ce cas qu'ils
deviennent un diverticulum.

C'est dans l'estomac que la substance
alimentaire éprouve tous les grands

changemens qui constituent la digestion.
Elle est fluidifiée, décomposée; elle y
change de nature, et y acquiert des qualités nouvelles. Quelles sont donc les forces
qui président à ces changemens? Comment ont-ils lieu? Qu'est-ce qui se passe
pendant la digestion sur une pâte molle
et homogène, connue sous le nom de
chyme? Telles sont les questions qu'on a
faites dans tous les temps, et pour la
solution desquelles on a imaginé différens
systèmes. On peut les réduire à six, qui
sont la *coction*, la *fermentation*, la *tritu-
ration*, la *putréfaction*, la *macération*,
et la *dissolution*.

La première opinion, qui est aussi la
plus ancienne, est celle d'Hippocrate. Ce
père de la médecine n'a cependant point
voulu entendre par coction un phéno-
mène semblable à celui que présentent les
alimens soumis, dans un vase, à l'action
de la chaleur. La température de l'estomac, qui n'est point supérieure à celle du
reste du corps (32 degrés), ne serait point
suffisante à cette coction. Les animaux à
sang froid digèrent comme ceux à sang

chaud. La chaleur fébrile, comme Van-Helmont l'observe, déprave la digestion, au lieu de l'accélérer. Dans le langage des anciens, le mot coction exprime l'altération, la maturation, l'animalisation des alimens rapprochés de notre nature, par leur changement dans l'estomac. Il faut cependant convenir que la chaleur naturelle concourt et facilite l'altération des alimens. Les expériences de Spallanzani, sur les indigestions artificielles, prouvent que le suc gastrique n'agit pas plus efficacement que l'eau commune, pour ramollir et dissoudre les substances alimentaires, lorsque la température est au-dessous de sept degrés, au thermomètre de Réaumur; mais au contraire il est très-actif lorsque la chaleur est de 10; 20, 30 et 40 degrés au-dessus de la glace. La digestion, dans les animaux à sang froid, est beaucoup plus lente que dans ceux à sang chaud.

La seconde opinion est celle des chimistes, qui prétendent que la digestion est une véritable fermentation. Elle est bien une fermentation dans ce sens, que, pendant l'acte digestif, il se fait dans les molécules intimes des substances alimentaires une modification qui en change la nature et les propriétés, mais non pas dans le sens des chimistes, qui ont considéré ce changement comme produit par un mouvement spontané, et n'ont pas vu la matière alimentaire maîtrisée par un principe actif, mais bien comme une matière ayant en elle les principes propres à fermenter, et se comportant dans l'estomac comme dans un matras.

La troisième opinion est celle des mécaniciens, qui n'ont vu dans l'estomac qu'une machine propre à broyer et à triturer les alimens pour en former une émulsion ; mais l'appareil mécanique n'existe pas dans l'estomac de tous les animaux. La plupart, dépourvus de dents, n'ont qu'une poche membraneuse pour exécuter cette fonction, comme les oiseaux carnivores. Il faut donc avoir recours à une autre explication.

Quelques physiologistes, partageant l'opinion de Plistonicus, disciple de Praxagore, admettent que la digestion se fait par une putréfaction des substances alimentaires. Pour croire à cette assertion, il faut supposer que les alimens sont abandonnés à une analyse spontanée, et oublier que le laboratoire de ces putréfactions est une machine vivante. Une autre considération qui éclaire sur ce fait, c'est que la putréfaction tend à rappeler les corps à leurs plus simples élémens, qu'au contraire la digestion a pour objet de les animaliser, par conséquent de les rendre plus composés. D'ailleurs, les expériences multipliées de Spallanzani ont démontré que les substances en putréfaction, introduites dans l'estomac, y perdaient leur caractère de putridité, et devenaient susceptibles d'être digérées. C'est d'après cette propriété, reconnue au suc gastrique, qu'on en a fait un antiseptique puissant, et que les fauteurs de ce remède avaient conçu des espérances que la pratique n'a pas confirmées.

Haller pensa que la digestion avait lieu par la macération. Il fit commencer cette macération par la salive, et continuer par le suc gastrique, et l'air qui servait à délayer les alimens et à les réduire en pâte. Mais, outre que cette opération est très-longue, elle a des produits qui ne sont pas ceux de la digestion.

Enfin, une sixième opinion est celle qui considère la digestion comme une dissolution des substances alimentaires, par le moyen du suc gastrique. Cette théorie est celle qui est aujourd'hui généralement admise. Avant de parler des effets du suc gastrique sur les alimens, il convient d'examiner sa nature, sans revenir sur ce ce que nous avons dit.

Plusieurs physiologistes disent avoir trouvé le suc gastrique acide, soit après qu'il avait été rendu par le vomissement naturel, soit après les effets du vomitif, soit dans l'estomac des animaux ouverts pour des recherches anatomiques. D'autres l'ont trouvé amer, âcre et acide tout à la fois, dans les animaux de proie ; aqueux, trouble et salé dans les ruminans. Spallanzani croit que ce caractère dépend de la nature des alimens, et n'appartient pas au suc gastrique proprement dit, puisqu'il assure ne l'avoir jamais trouvé acide dans

les carnivores, et toujours le contraire
dans les frugivores; que ce suc paraît varier dans les divers animaux, et ne se ressembler dans tous que par sa propriété
ramollissante et dissolvante ; que ces propriétés sensibles paraissent recevoir des
modifications variées des alimens reçus
dans l'estomac; que lorsqu'on le trouve
amer, acide, âcre, salé, etc., on ne doit
jamais attribuer ces qualités à sa propre
nature, mais à des résidus alimentaires.
(Fourcroy, *Système des connaissances
chimiques.*)

La propriété antiseptique du suc gastrique, admise par un grand nombre de
physiologistes, n'a lieu que dans le vivant,
et paraît plutôt dépendre des forces de la
vie que des propriétés de ce suc, puisque,
d'après les essais des chimistes Marquart et
Vauquelin, des viandes plongées dans le
suc gastrique du bœuf, du veau et du
mouton, se sont pouries aussi facilement
et aussi promptement que des portions
des mêmes chairs restées en contact, ou
macérées dans l'eau. Dans l'analyse que
ces chimistes ont faite du suc gastrique,

des mêmes animaux, ils ont trouvé des phosphates de soude, de chaux, de l'acide phosphorique libre, un peu d'albumine, qu'ils ont séparée par le moyen des acides, et une substance animale mucoso-gélatineuse.

Les expériences de Réaumur, de Spallanzani, de Gosse de Genève, ont assez démontré les qualités dissolvantes du suc gastrique. Mais doit-on regarder comme digestion, ces dissolutions extra-stomacales, obtenues par les physiciens italiens. Non, sans doute ; car pour qu'elles soient complètes, il y manque trois choses principales, la mastication, le mélange des sucs pancréatique et biliaire, et l'action organique de l'estomac, action qui peut être changée par une disposition individuelle, par la nature des alimens, et par l'état de sensibilité de l'organe.

1°. Par une disposition individuelle. Tout le monde sait que par des idiosyncrases particulières, il est des personnes qui naissent avec une antipathie invincible pour certains alimens, et que l'introduction de ces mêmes substances dans

l'estomac est bientôt suivie du vômisse-
ment.

2°. Par la nature des alimens. Il est des
alimens qui sont plus ou moins en rapport
avec la sensibilité organique de l'estomac;
il en est d'autres qui exigent une plus
grande force de la part des organes digestifs, pour être assimilés ; d'où résultent de
bonnes ou mauvaises digestions ; et le sentiment de ce qu'on appelle digestion laborieuse.

3°. Par l'état de sensibilité de l'organe.
Ce qui prouve que la sensibilité diffère
dans les espèces animales ; et qu'on ne peut
conclure de l'une et de l'autre, c'est que
telle plante, dont un animal se nourrit
sans danger, devient un poison pour un
autre animal. A cet égard, chaque espèce a
sa vitalité propre. La noix vomique, par
exemple, tue les chiens, le persil tue les
perroquets, la ciguë tue les hommes, etc.
L'estomac peut en outre, par une suite de
la sympathie qui le lie avec tous les points
de l'économie, participer à des affections
particulières d'autres organes, ou être lui-
même affecté. Dans l'un et l'autre cas, il

n'y a pas de doute que sa sensibilité sera modifiée différemment, et que les diges- tions seront d'autant plus changées, qu'elle s'éloignera elle-même de son rhythme na- turel.

L'expérience du professeur Chaussier, sur la ligature des nerfs pneumo-gastri- ques, vient à l'appui de ce principe. On peut donc conclure de ce qui vient d'être dit, qu'il ne peut y avoir une analyse exacte du suc gastrique, parce que ce fluide diffère suivant les circonstances, les ali- mens, l'âge, l'état maladif, qui ont cha- cun leur mode d'irritation.

Les alimens une fois dans l'estomac, la nature se prépare à la digestion par une accumulation de forces sur cet organe. Il devient un centre d'action, qui attire de tous les points de la surface du corps. Chaque organe est imposé par lui à une contribution de force, dont la recette se fait dans le département gastrique. Le plexus opistogastrique (ou *solaire*) ré- partit ces forces entre le foie, la rate et tous les autres organes qui concourent à la digestion. Il établit de cette manière un *consensus* d'action entre ces organes et l'estomac. L'action de ces parties augmentée, la bile et le suc gastrique sont secrétés en plus grande quantité ; la rate reçoit plus de sang et en envoie davantage au foie pour la confection de la bile. La nature, occupée de ce travail, ne veut point être troublée pendant tout le temps de sa durée. Elle néglige de s'occuper des autres fonctions jusqu'à ce que celle-là soit terminée. Tout ce qui tendrait à rappeler les forces à la surface, tout ce qui détournerait une partie de celles qui sont fixées sur l'estomac, troublerait la digestion et sympathiquement toute l'économie animale. Aussi un travail excessif, une grande contention d'esprit, des passions tristes, un accès de colère, une grande suppuration, etc., pendant qu'elle s'opère, sont autant de causes qui troublent cette fonction et qui peuvent occasionner des accidens funestes. Un exercice modéré, des affections gaies favorisent au contraire la digestion.

Le temps que les alimens ont besoin de séjourner dans l'estomac, pour être digérés, est indéterminé. Cela dépend, en général, de l'énergie de celui qui digère, et de la résistance plus ou moins grande qu'opposent les alimens aux forces digestives. Gosse, de Genève, par la facilité qu'il avait de vomir à volonté, en avalant de l'air, a expérimenté sur lui-même que la fibre animale et végétale, l'albumine concrète, les parties blanches et tendineuses, les pâtes pétries avec des alimens gras et butyreux, les substances non fermentées ou peu fermentescibles, restent plus long-temps dans l'estomac, résistaient davantage aux sucs gastriques que les parties gélatineuses des végétaux et des animaux, le pain fermenté, etc.; que ces dernières substances n'exigeaient qu'une heure pour leur dissolution complète; tandis que celle des premières était à peine achevée au bout de plusieurs heures. D'autres circonstances peuvent encore accélérer ou retarder la digestion; mais, en général, on a évalué le temps nécessaire pour qu'elle soit terminée à une durée de cinq heures, dans les cas ordinaires.

Pendant tout le temps que se fait la digestion, les deux orifices de l'estomac

restent fermés sur la masse alimentaire.
Elle est agitée d'un mouvement d'ondu-
lation produit par les contractions péris-
taltiques de l'estomac. Ce mouvement, en
se dirigeant de sa grosse extrémité vers
son orifice pylorique, favorise la sortie
de la partie fluidifiée des alimens. On
peut ajouter que l'orifice œsophagien étant
un peu plus élevé que l'inférieur, les alimens se portent, d'après l'ordre de leur
fluidité, vers ce dernier. Les alimens une
fois réduits en une bouillie grisâtre, homogène, la digestion stomacale est achevée. Les signes qui indiquent une bonne
digestion sont la facilité d'exercer son
imagination, l'aisance de la respiration,
l'agrandissement du pouls, la légèreté de
la tête et une douce chaleur. Tous ces
phénomènes annoncent que la digestion
est bonne et qu'elle s'est faite d'une manière conforme à l'état de santé.

L'ouvrage de la digestion avancé, la
masse alimentaire devient une moindre
cause d'irritation, et par conséquent est
moins propre à attirer et retenir les oscillations dans ce viscère. Ces oscillations,

rendues peu à peu à leur détermination naturelle, une partie s'étend vers l'intestin; la force de ce dernier augmente à mesure qu'il reçoit l'action que l'estomac n'est plus en état de retenir, et la pulpe alimentaire est en même temps entraînée. Parvenue dans le duodénum, la matière chymeuse subit de nouvelles modifications qui la font marcher de plus en plus vers l'animalisation. Sa présence dans cette cavité devient un excitant pour le foie et le pancréas; la bile et le suc pancréatique coulent en plus grande abondance et pénètrent de toutes parts la pâte alimentaire qui se trouve fluidifiée davantage. Il se fait alors un partage dans la matière chymeuse; une partie est chyleuse et nutritive, et l'autre excrémentitielle. La bile se trouve décomposée, ses parties salines et albumineuses s'unissent aux parties nutritives, et sa portion huileuse et colorante accompagne le résidu de la digestion et devient le stimulus naturel du tube intestinal.

Après cette séparation, la matière chymeuse s'étend dans le tube intestinal; la partie chyleuse en est comme exprimée et vient comme nager à sa surface. De cette manière, ce fluide nourricier se trouve en contact avec les bouches absorbantes; les valvules conniventes, d'une autre part, tout en retardant la progression de la masse alimentaire, permettent en même temps aux absorbans d'aller puiser jusque dans son intérieur les sucs nutritifs. L'absorption continue de se faire dans tout le trajet de la portion grêle de l'intestin; seulement elle diminue graduellement, à mesure qu'elle a lieu près de sa terminaison. La valvule de Bauhin, qui termine cette portion de l'intestin, établit, pour ainsi dire, les limites du domaine de l'absorption; et le sépare du réservoir où s'accumulent les fèces que la nature a destinées à être rejetées au-dehors.

La partie nutritive de nos alimens étant absorbée, elle est portée, par les vaisseaux absorbans du premier et du second genre, dans le canal thoracique, qui la verse dans la veine sous-clavière gauche. Parvenue dans le torrent de la circulation, son mouvement lui donne les qualités qui lui sont nécessaires pour former du sang et de la vie, en lui imprimant ce caractère ; le chyle forme l'aliment qui fournit à nos pertes et à notre accroissement.

La digestion ayant donc pour but de réduire les différentes substances alimentaires à une même nature, d'en former un fluide homogène propre à nourrir nos parties et à les réparer, nous devons la considérer comme finie dans l'hématôse qui en est le dernier terme.

CHAPITRE II.

Des causes diverses d'indigestions.

Les alimens peuvent empêcher la digestion par leur température, leur quantité
ou leur qualité.

La température des alimens, particuliè-
rement celle des liquides, cause de mauvaises digestions lorsqu'elle diffère par trop de
celle du corps humain. Les alimens trop
froids, les boissons à la glace, sont enne-
mis d'une bonne digestion, surtout chez les
personnes faibles.

La qualité des alimens est une source fé-
conde d'indigestions. Les substances âcres,
chaudes, épicées, nuisent par leur excès et
par leurs qualités irritantes ; les crudités
aussi sont indigestes ; certains apprêts enfin
ne sont pas moins nuisibles à la santé que la
mauvaise qualité des alimens. La nature
des boissons n'est pas non plus indifférente
pour une bonne digestion. Elles doivent

être en général naturelles et sans falsification. La quantité des alimens est encore plus fréquemment cause des lésions de la digestion que leur température et leur qualité. Dès qu'on a dépassé les proportions que l'estomac et les forces gastriques comportent, on est menacé d'indigestion.

Certaines circonstances concomitantes des repas influent aussi sur la digestion.

1°. Avant le repas. Si l'on prend des alimens immédiatement après avoir fait un exercice violent, après un excès de chagrin, de joie, etc., la digestion s'en ressentira infailliblement. On évitera donc de manger avant d'être dans un état de calme.

2°. Pendant le repas. Si l'on mange avec trop de précipitation, sans mâcher, sans boire convenablement, la digestion en sera plus difficile.

3°. Après le repas. C'est surtout de la conduite après le repas que dépend la bonté de la digestion. Deux causes principales peuvent la troubler à cette époque, les travaux trop promptement entrepris, soit ceux du corps, soit ceux de l'esprit, et les passions ; on sait que la crainte, la frayeur, la joie, le chagrin, etc.; sont souvent causes de mauvaises digestions.

Il est encore certaines circonstances étrangères aux repas, mais qui ne laissent pas d'apporter de l'empêchement à la digestion. Ainsi l'impression subite de l'air froid au moment ou le travail de la digestion s'opère peut suffire pour la troubler, les odeurs fortes, etc., etc.

CHAPITRE III.

Des différentes espèces d'indigestions.

LES indigestions sont complètes ou incomplètes, simples ou compliquées, accidentelles ou habituelles, avec ou sans évacuation. Elles peuvent avoir lieu chez les malades, les convalescens et chez les gens en parfaite santé. Elles peuvent être alimentaires, muqueuses, bilieuses, ou causées par l'excès de boissons spiritueuses, et forment les variétés suivantes : indigestions stomachiques ; indigestions intestinales ou coliques ; indigestions complètes ; indigestions incomplètes ; indigestions simples ; indigestions compliquées ; indigestions accidentelles, et indigestions chroniques ou *dyspepsie.*

CHAPITRE IV.

Des indigestions gourmandes.

Nous avons, dans un de nos précédens volumes [1], établi qu'il y avait une grande différence entre ce que l'on nomme un gourmand et un gastronome. Le gourmand mange sans choix, sans discernement, sans goût ; le gastronome au contraire examine, juge, choisit. De là, comme on voit il y a diverses espèces d'indigestions gourmandes. Rarement le gastronome en mourra ; il sait ce que son estomac peut au juste contenir, et il ne contrarie pas la nature. Le gourmand mange encore après qu'il est rassasié ; aussi n'échappe-t-il pas toujours à une seconde attaque ; il meurt, et meurt ignoblement.

[1] *Le Bréviaire du gastronome,* ou l'Art d'ordonner le dîner de chaque jour, selon les différentes saisons de l'année. 1 vol. in-18. Prix : 2 fr. Chez Audot.

L'indigestion peut être aussi plus ou moins funeste suivant la table où l'on s'assied et les mets qu'on y sert. En général les indigestions connues sous le nom d'*indigestions de la Chaussée-d'Antin* sont peu à craindre : elles alitent le malade une heure ou deux, lui ôtent pour quelques momens l'appétit et le sommeil, lui donnent quelques accès de fièvre, et cèdent ordinairement à un clystère ou deux, à quelques tasses de thé vert, et à un repos de dix à douze heures dans un lit bien chaud. Nous dirons donc aux gastronomes qui fréquentent les salons de ce fastueux quartier : Buvez et mangez sans crainte, là, point de ces sauces qui brûlent l'estomac, point de mets trop épicés, point de vins frelatés; mais une cuisine saine, succulante et stomachique.

Il n'en est pas ainsi du faubourg St.-Germain. La plupart des habitans de ce quartier n'a rien appris, pas même en cuisine; ils traitent le plus souvent leurs convives comme si l'on était encore dans l'an de grâce 1777. Des sauces noires et épaisses, telles qu'on les faisait avant que Lasne eût réformé cette partie si importante de la philosophie culinaire, du jus graisseux, de la grosse pâtisserie, des mets indigestes et du vin de Roussillon. Aussi échappe-t-on rarement à une indigestion du noble faubourg. Le malade éprouve d'horribles déchirement d'entrailles ; toute sa poitrine est une véritable fournaise ; sa langue brûlante s'attache à son palais desséché, et il meurt quelquefois après une cruelle agonie. Défiez-vous donc des dîners du faubourg St.-Germain. Ne les acceptez qu'après vous être informé si celui qui vous convie a marché avec son siècle, et si ses casseroles, ses plats, sa cave, sont comme les arts, à la hauteur du jour.

CHAPITRE V.

Des symptômes des indigestions.

Les symptômes d'indigestions sont fort nombreux et fort variés. Les voici à peu près dans l'ordre où ils se montrent le plus souvent : sentimens de plénitude et de pesanteur à l'estomac, avec gêne de ce viscère, ce qu'on désigne souvent sous le nom de *cardialgie*; dégoûts, nausées, gêne de respirer, céphalalgie; hoquets, évacuations, vomissemens, borborygmes, vents, diarrhée.

L'indigestion ne se manifeste ordinairement que quelques heures après le repas, selon la cause qui l'a produite. Les symptômes que nous venons d'énumérer n'ont pas toujours tous lieu.

On ne les voit bien que dans l'indigestion alimentaire essentielle. Au reste, les indigestions ne dépasseraient pas l'estomac si le vomissement avait lieu immédiatement après le repas. Quelques personnes se procurent une indigestion *artificielle* de cette nature, en s'enfonçant les doigts dans la bouche après un grand repas, et sont si peu malades ensuite, qu'on en a vu manger sur de nouveaux frais.

CHAPITRE VI.

Du traitement des indigestions.

L'infusion de thé est le remède le plus vulgairement employé contre les indigestions, quoique ce ne soit peut-être pas le meilleur : c'est le remède banal de cette maladie; c'est un léger tonique qui convient surtout pour prévenir l'indigestion, lorsque les alimens pèsent sur l'estomac, qu'on éprouve du malaise; mais aussitôt qu'il y a indigestion, le thé n'a plus de vertu particulière, et n'agit que comme de l'eau tiède ou de simples délayans.

Parmi les moyens actifs employés contre l'indigestion, l'émétique tient le premier rang. Il procure de suite la sortie des matières alimentaires contenues dans l'estomac; ce qui cause un soulagement considérable. Un ou deux grains de ce sel fondu dans un ou deux verres d'eau tiède procurent cet effet au bout de quinze à vingt

minutes. Si l'époque du repas est déjà éloi-
gnée, et que les matières alimentaires aient
franchi l'estomac, c'est en lavage, c'est-à-
dire étendu dans beaucoup plus d'eau,
qu'il faut administrer l'émétique. Un grain
fondu dans une pinte, prise par verre,
d'heure en heure, précipite les alimens par
bas; mais le soulagement n'est pas aussi
prompt que dans le cas de l'action vomi-
tive de ce sel, qui doit être cher aux gourmands, à qui il rend effectivement de
grands services. Aussi M. Grimod de la
Reynière, leur chef, prescrit-il à ceux-ci
d'en avoir toujours quelques grains dans
leur porte-feuille, pour n'être pas pris au
dépourvu. Dans le cas où les malades ne
peuvent plus boire, un frottement exercé
au fond de la bouche procure le vomissement.

Les clystères [1] sont indiqués pour débarrasser les intestins et calmer les douleurs
de colique qui ont lieu très-souvent. Lorsque l'indigestion se complique d'embarras
intestinal bilieux ou humoral, on les com-

______

[1] Voir la seconde partie. *Des clystères.*

pose de décoctions émollientes, adoucis-
santes, calmantes même. Tels sont ceux
faits avec les décoctions de graine de lin,
de son, de guimauve, auxquels on peut
ajouter les têtes de pavot, ou le laudanum
liquide, à la dose de vingt à trente gouttes

Voici la règle à suivre en cas d'indigestion déclarée. Quand les alimens causes
d'indigestion sont vomis, ou qu'ils s'écou-
lent bien par les voies inférieures, les délayans seuls suffisent ; quand, au contraire, leur sortie est empêchée, on doit
employer les vomitifs ou les purgatifs,
selon les symptômes, c'est-à-dire selon la
place qu'ils occupent alors dans le système
digestif : les vomitifs, s'ils sont dans l'estomac ; les laxatifs salins, ou les purgatifs,
s'ils sont dans le canal intestinal.

Quant aux symptômes étrangers qui
peuvent se joindre à l'indigestion, c'est au
médecin qui les observe à y porter le remède indiqué : comme ils peuvent être
très-variés, nous n'essaierons pas de les
indiquer ici.

SECONDE PARTIE.

CHAPITRE PREMIER.

Des clystères.

Dans le commencement du règne de Louis XIV, les clystères furent à la mode : les dames s'en donnaient régulièrement trois par jour pour se conserver le teint frais ; les petits-maîtres presque autant pour avoir la peau blanche. Il y avait des remèdes à la fleur d'orange, à l'angélique, à la bergamotte, à la renoncule, à la rose. On avait son apothicaire comme on a aujourd'hui son médecin. Chaque matin, vous eussiez vu sortir de la boutique de ces hommes mis en scène par Molière, un peuple de jeunes gens au teint vermeil, à l'air gaillard, à la main armée d'instrumens de toutes les dimensions , qui se répandaient sur les quatre points cardinaux de la capitale, pour aller parler à d'autres figures qu'à des visages. On les payait trente sous et jusqu'à trois francs par visite ; quelques-uns d'entre eux étaient renommés pour leur dextérité, et on se les disputait comme aujourd'hui on se dispute à un concert un chanteur du théâtre Italien [1]. Le génie des potiers d'étain,

[1] Les apothicaires, après avoir été plus d'un siècle en possession de se servir seuls de ces instrumens auprès des malades, voulurent se débarrasser de ce soin sur leurs élèves , ce qui donna lieu à des contestations, comme on peut le croire d'après ces paroles de M. Clysterel du *Légataire universel* ;

Il voulaient (les médecins) obliger tous les apothicaires
A faire et mettre en place eux-mêmes leurs clystères ,
Et que tous nos garçons ne fussent qu'assistans :
. . . .
C'était à soixante ans, nous mettre à l'A, B, C.

Les plaisanteries de Molière , et celles du public, les dégoûtèrent tout-à-fait de ce ministère, et depuis près de quarante ans, la fonction de donner des lavemens ne fait plus partie des attributions pharmaceutiques. Ce sont les gardes-malades qui se chargent de cette besogne discrète.

des tourneurs, des orfèvres, se tourmenta
à varier la forme de ces jolis instrumens
que plus d'un lecteur a dû voir dans le cabinet de nos archéologues. Il y en eut
en écaille, en or, en nacre. Ce meuble
que nous dérobons à tous les regards, dont
le nom donnerait des crispations à nos
prudes de la Chaussée-d'Antin, se voyait
sur les toilettes des jolies femmes. Les remèdes guérissaient alors toutes les maladies ; jamais les pilules de M. Rouvière ou
le purgatif de M. le Roi, n'ont opéré des
cures aussi merveilleuses : véritables thau-
maturges, ils auraient ôté à mademoiselle
Leverd, son grasseyement, son trop d'em-
bonpoint à mademoiselle Georges, et
adouci même le rauque organe de mademoiselle Mante.

CHAPITRE II.

Des seringues.

La seringue (*clyster* en latin) n'est pas fort ancienne : on n'en a pas trouvé dans les fouilles d'Herculanum et de Pompéia ; les dames romaines ne s'en servaient pas. On sait qu'elles avaient recours, lorsqu'elles voulaient vomir, à une plume de paon qu'elles s'introduisaient dans le gosier. Ne nous étonnons pas, du reste, que les seringues ne fussent point connues à Rome, où les nobles patriciens se servaient du pan de leurs robes en guise de mouchoir, et où Cloacina n'avait pas de temple [1]. On se servait d'une vessie, au bout de laquelle était un chalumeau, pour s'injecter

[1] Questionné sur ce sujet, un homme du pays me répondit ingénument que cela n'était pas nécessaire ; «les riches, ajouta-t-il, avaient comme à présent leur *cassolette*, et les pauvres la rue. » (Simond, *Voyage en Italie*.)

les intestins [1]. Qu'on nous dise après cela que le monde est âgé de plusieurs milliers de siècles. Quoi! il a fallu quinze cents ans environ pour trouver la seringue! Or, si la civilisation datait pour les peuples de quinze mille ans, les Romains, les Grecs n'auraient-ils pas découvert un instrument si simple, ou du moins une seringue un peu plus commode que celle qui était à la mode chez eux. Qu'on se représente une dame romaine à qui ses doigts et sa plume de paon n'ont pu procurer un vomissement si utile après une digestion laborieuse, obligée d'avoir recours à cette vilaine vessie gonflée, que la moindre piqûre, le moindre flottement peut trouer ou faire éclater.

On ne sait pas le nom de l'ami de l'humanité, la providence des gastronomes, à qui nous devons l'invention ou l'introduction en France d'un meuble si utile. Faute

1 En Angleterre, dans quelques comtés, c'est encore avec une vessie et un bout de roseau que la classe du peuple la moins aisée prend des lavemens. Dans l'Amérique septentrionale, c'est avec une bouteille de gomme élastique et un ajutage d'ivoire.

de cet instrument de salut, les indigestions
devaient être beaucoup plus dangereuses
qu'elles ne le sont aujourd'hui. Qui sait?
la seringue a peut-être ajouté quelques
semaines de plus à la vie ordinaire de
l'homme. Il y a quarante-cinq ans, l'académie de Mâcon proposa cette question :
Quelle est l'invention qui a été la plus
utile à l'homme? un anonyme envoya
cette seule réponse, *la seringue*, et n'ob-
tint pas le prix. Si l'académie eût été composée de gastronomes ou de dames comme
l'athénée de M. Vinchon, le laconique
orateur eût été couronné.

On distingue plusieurs espèces de seringues en médecine : occupons-nous spécia-
lement de la *seringue à lavement*.

Le corps de cette seringue doit contenir
un demi-litre de liquide ; lorsqu'on ne veut
prendre qu'un demi ou un quart de clystère, on laisse le piston au milieu ou au
trois quarts du corps de la pompe avant
de l'emplir. Celui-là est en étain, étoupé
autour avec de la filasse ; le manche est
en bois ; la canule en étain ; elle est droite, courbe ou forme deux angles droits.

Dans le premier cas, c'est pour donner des lavemens, dans le second, c'est pour les prendre soi-même debout; dans le troisième, pour les recevoir soi-même, mais assis sur une chaise longue, et l'on pousse le manche de la seringue de haut en bas, et non horizontalement comme dans les deux autres.

Les seringues ont l'inconvénient de ne pas être toujours parfaitement calibrées; elles fuient souvent. Le piston garni de filasse agit quelquefois par secousses ou devient très-dur à pousser. On ne doit donc négliger aucune précaution pour s'assurer du bon état de son instrument lorsqu'on est sur le point de s'en servir; si l'on craint de trouver quelque résistance au moment de l'opération, on devra préalablement faire une petite répétition. Ce ne sera pas assurément du temps perdu.

Depuis une vingtaine d'années on a beaucoup perfectionné ces utiles instrumens. Plusieurs joignent à l'élégance plus ou moins de commodité; mais leurs inventeurs tiennent ces seringues à un prix assez élevé, et qui ne permet qu'aux personnes aisées de se les procurer ; tandis que pour quatre francs ou cent sous , on a la seringue ordinaire : aussi est-elle d'un usage presque général.

Parmi les seringues perfectionnées, nous placerons au premier rang la *seringue à siége* ou à pompe, de l'invention de M. Heymann. Cette seringue est formée par un cylindre creux d'un diamètre double au moins de celui de la seringue ordinaire, mais moitié moins haut. Un autre cylindre presque plein entre en dessus à frottement dans le premier, il est percé au centre d'un trou par lequel le liquide s'élève lorsque le cylindre le presse. Ce conduit est terminé par une canule qui est environnée d'un large champignon d'étain, sur lequel on peut poser un coussinet de gomme élastique. Lorsque la seringue est remplie, le malade s'asseoit sur le coussinet, et le poids de son corps, pressant le liquide, le fait passer dans ses intestins, sans qu'il ait besoin d'employer les mains. Cette seringue se pose sur un siége, ou sur la boîte même qui la renferme.

CHAPITRE III.

Des clystères médicinaux.

Nous allons les parcourir rapidement.

Clystères purgatifs.

Ces clystères se font avec les feuilles et la follicule de séné, avec la rhubarbe, le jalap, la coloquinte, la racine fraîche de bryone, le tabac, etc., avec les sulfates de potasse, de soude, de magnésie, etc. Les clystères purgatifs sont de puissans secours pour la médecine. Tous les jours on leur doit des avantages incontestables. Dans les dyspnées qui tiennent à une affection spasmodique, dans les oppressions qui proviennent d'une cause rhumatismale, dans beaucoup de céphalalgies périodiques, dans la gastrodynie, dans les coliques nerveuses, et dans une foule d'autres cas qu'il serait difficile d'indiquer avec précision, on obtient de grands succès de l'emploi de ces clystères, qui seraient nuisible s'il existait une irritation intestinale ; administrés à contre-temps, ils pourraient même faire naître une inflammation de bas-ventre.

Clystères émétiques.

Les effets des clystères émétiques ont la plus grande analogie avec ceux que produisent les clystères purgatifs.

Clystères toniques.

Ces clystères se préparent avec les substances végétales qui abondent en principes amers, en extractif, en tannin, en acide gallique ; la racine de gentiane, celle d'aunée, d'écorce de quinquina, de saule, de chêne, les tiges et les feuilles de petite centaurée, de ménianthe, de germandrée, de fumeterre, les roses rouges, les fruits du sumac, du houblon ; les écorces de grenades, les noix de galle, la sulfate d'alumine, etc., servent à composer les clystères toniques.

On administre avec succès les lavemens toniques dans les dysenteries qui ont un caractère chronique, dans les diarrhées qui sont entretenues par l'atonie, par le relâchement de la membrane muqueuse intestinale. Ils sont aussi utiles dans les pertes utérines passives, dans les incontinences d'urine, etc.

Clystères excitans.

La matricaire, l'absinthe, la camomille, la racine de valériane sauvage; les semences d'anis, de fenouil, de coriandre, d'angélique, les baies de genièvre, etc., la térébenthine, l'assa-fœtida, etc., etc., sont les matières médicinales qui servent à composer ces clystères. Comme la force agissante de ces substances végétales tient à des principes âcres, aromatiques, volatils, on doit prendre garde de ne pas les laisser évaporer; on préparera donc ces lavemens par infusion. On se servira du jaune d'œuf pour délayer les résines et les gommes-résines.

Ces clystères exercent sur le système

animal une influence assez forte. Leur emploi rend la circulation plus active, les sécrétions plus abondantes, etc.; leur vertu excitante les fait recommander dans les affections chroniques avec faiblesse générale, pâleur de la peau, mollesse des chairs, etc.; dans le scorbut, dans les infiltrations cellulaires, etc.

Clystères diffusibles.

Tous les clystères qui ont le vin pour véhicule, tous ceux auxquels on ajoute une forte dose (deux à quatre onces), d'une teinture alcoholique, d'un alcohol distillé ou de l'huile volatile de citron, d'anis, de térébenthine, etc., appartiennent à cette section. Fuller donne un *enema confortans* qu'il compose avec huit onces de vin de Canarie, une demi-once de diascordium et deux jaunes d'œufs.

Les lavemens diffusibles ont une action plus vive, mais moins durable que les lavemens excitans; ils se distinguent surtout de ces derniers par leur influence sur l'organe encéphalique.

Les clystères diffusibles sont indiqués dans les fièvres adynamiques. Fuller dit que le lavement stimulant dont nous avons donné plus haut la composition, est pour les intestins ce que les cordiaux sont pour l'estomac, il le regarde comme un remède utile dans les fièvres malignes. Dans les coliques venteuses, un lavement diffusible soulage souvent le malade d'une manière soudaine, en imprimant au canal digestif une secousse qui rétablit son action péristaltique.

Clystères narcotiques.

Les capsules du pavot, *papaver somniferum*, l'opium et ses diverses préparations sont les ingrédiens qui souvent à composer les clystères narcotiques. Ces agens médicinaux sont doués d'une activité très-remarquable ; ils enlèvent à tous les systèmes organiques une partie de leur sensibilité et de leur contractilité, ils ralentissent tous les actes de la vie ; ils causent un engourdissement général.

On met quelquefois ces avemens en

usage dans les fièvres ataxiques , pour dissiper une concentration vicieuse de vitalité fixée sur un viscère ; mais leur emploi demande de grandes précautions. Dans le cours de quelques phlegmasies, dans les diarrhées par irritation, dans les dysenteries, etc., les narcotiques, mis à petite dose dans les lavemens mucilagineux, sont très-utiles. Les clystères narcotiques sont aussi renommés pour calmer les douleurs néphrétiques. Ces lavemens ne sont pas moins efficaces dans les affections convulsives, dans un grand nombre de névroses, les crampes d'estomac, les dyspnées, dans le tétanos, etc.

Cullen les vante beaucoup pour arrêter les vomissemens spasmodiques.

Clystères laxatifs.

Les lavemens que l'on fait avec les substances laxatives, comme la manne, la casse, l'huile douce, etc., ont une grande analogie avec les clystères émolliens ou anodins [1]. Ils produisent à peu près les

---

[1] Voyez chapitre IV. *Clystères anodins.*

mêmes effets et conviennent dans les mêmes circonstances.

Clystères acidules.

Les clystères ainsi nommés, sont ceux que l'on rend acidules avec du suc de citron, de la groseille, avec le vinaigre, etc. On doit avoir l'attention de ne mettre qu'une petite quantité d'acide, afin de ne pas blesser l'intérieur des intestins, par une trop vive impression. Ces clystères ont une propriété assez remarquable. Lorsqu'il existe une exaltation des forces vitales, que le cours du sang est précipité, que la chaleur animale est très-développée, etc., ces moyens médicinaux exercent une influence tempérante bien marquée ; leur action s'étend à tout le système animal ; ils ralentissent les mouvemens organiques, diminuent l'activité des vaisseaux capillaires, etc., etc.

Les clystères acidules sont efficaces dans toutes les maladies aiguës, lorsque l'on veut modérer l'agitation du sang et des organes, abattre l'ardeur générale, opérer une sorte de calme dans l'économie malade. Dans le cours des fièvres inflammatoires et bilieuses, dans le début des fièvres adynamiques, etc., leur usage est souvent d'un grand secours. On pourra aussi employer les clystères acidules dans les hémorrhagies.

Clystères vermifuges.

Les vermifuges sont des substances médicinales qui ont la propriété de faire périr les vers intestinaux. Dans les affections vermineuses, la meilleure méthode pour attaquer les ascarides qui semblent destinés à vivre dans les gros intestins, c'est de donner en lavemens les vermifuges, tels que la tanaisie, l'absinthe, la sementine, la racine de fougère mâle, la coraline de Corse, l'huile fixe, etc.

Nous recommandons beaucoup de prudence dans la préparation et l'administration des clystères médicinaux. Il faut avoir soin de n'user des diverses drogues que nous avons indiquées, qu'à de petites doses. Nous le répétons, on obtient de grands succès de l'emploi de ces clystères, mais ils peuvent être très-nuisibles. On devra donc, autant que possible, consulter un médecin avant d'en faire usage.

CHAPITRE IV.

Clystères émolliens ou anodins.

Ces lavemens se font avec les substances mucilagineuses, farineuses, oléagineuses, gélatineuses, que renferme la matière médicale. Les racines et les feuilles de guimauve, de mauve; les feuilles de bouillon-blanc, de mercuriale, de violette; la graine de lin, l'orge; l'amidon, le lait, les pieds et la chair de veau, la corne de cerf rapée, etc., sont les ingrédiens ordinaires des clystères émolliens. On donne aussi en lavement l'émulsion ordinaire. Souvent on ajoute aux clystères de cette section de l'huile d'amandes douces, d'olives, etc.

Les lavemens faits avec des matières émollientes servent souvent de véhicule aux autres substances médicinales. Ainsi c'est dans une décoction de mauve, de mercuriale, etc., que l'on administre assez ordinairement les préparations opiatiques, les teintures alcoholiques, les purgatifs, etc.

On conseille les lavemens émolliens dans les fièvres inflammatoires et bilieuses, dans les phlegmasies des membranes séreuses, dans celles du tissu des viscères, dans le rhumatisme aigu, etc. ; les clystères doués d'une propriété émolliente, entrent au nombre des moyens généraux du traitement, et se placent parmi les secours les plus efficaces. Ils s'administrent avec succès dans toutes les maladies chroniques qui sont associées à une constitution sèche, irritable ; ils conviennent aux individus qui sont sujets aux accidens spasmodiques. On ne doit pas aussi les négliger dans les affections nerveuses. C'est aux clystères émolliens qu'il faut recourir pour combattre la constipation active, c'est-à-dire celle qui tient à un état de tension, à un excès de chaleur dans les gros intestins.

CHAPITRE V.

De la préparation et administration des clystères.

Nous pourrions presque commencer ce chapitre comme Tacite commence ses Annales :

Opus agredivi plenum variis casibus.

J'entreprends de traiter un sujet fécond en grands accidens : en effet il ne faut pas croire qu'il soit aussi aisé qu'il paraît de s'administrer un clystère. Tantôt la main mal exercée cherche sans pouvoir trouver, erre en aveugle, se lasse et se fatigue inutilement. Tantôt elle dévie, se perd et prend une fausse route ; quelquefois elle est trop vive, trop impétueuse ne connaît ni tempéramens, ni obstacles ; d'autres fois elle est trop lente, trop timide et tourne autour de la place sans oser l'attaquer ; tantôt l'instrument dont elle est armée s'agite entre ses doigts, incline de côté ou d'au-

tre, ondule, diverge et va frapper qui ne
l'appelle pas. Quelquefois la charge hy-
draulique trop abondante, s'échappe par
des fissures inaperçues; d'autres fois le
liquide introduit dans le tube est trop
chaud et les parois de l'instrument presque brûlantes, en sorte qu'arrivé au port,
il faut s'en éloigner promptement.

Nous dirons donc aux clysmatiques :
Faites d'abord choix d'un excellent instrument [1]; que la forme en soit commode,
les parois lissées et polies, le siphon d'une
amplitude raisonnable, le mouvement du
tube doux et facile, afin que le liquide
échauffé se répande comme une douce
rosée et non comme une pluie battante
dans vos intestins; il faut que ce tube
opère son mouvement d'ascension sous la
main qui le presse et le sollicite sans effort,
sans peine et presque sans travail; surtout
ayez soin que la canule n'ait aucune ru-
gosité, afin de ne pas déchirer les feuillets
dont la prévoyante nature tapissa l'entrée

____

[1] Voir seconde partie, chapitre II, *des Seringues.*

du sphincter. Nous vous recommandons de ne jamais prêter à d'autres ce meuble de famille qui doit passer sain et intact à vos héritiers.

Les dames du faubourg Saint-Germain, le pays classique du clystère, préparent elles-mêmes tout ce qui est nécessaire à cette pratique hygiénique, elles font elles-même chauffer le liquide, l'introduisent elles-mêmes dans le canon de la seringue et ne confient qu'à leurs doigts exercés la dernière opération de cette médecine expectante. Aussi n'est-il pas difficile de distinguer une face du faubourg Saint-Germain, d'une figure de tout autre quartier de la capitale. Voyez comme le visage de cette douairière, qui date de plus d'un demi-siècle, est frais et luisant; interrogez-la, elle vous répondra que c'est le remède de Ninon de Lenclos dont elle fait usage depuis sa jeunesse qui lui a conservé ce teint clair et vermeil. En vain lui direz-vous que cette beauté de Ninon conservée trois quarts de siècle, est quelque chose de merveilleux; elle s'étonnera elle-même pa votre surprise, et vous demandera e demi-voix si vous n'avez jamais pris de remèdes.

Nous conseillerons donc à notre lecteur, où à notre lectrice, si l'œil de quelque femme s'arrête furtivement sur ces lignes, de ne pas abandonner, comme on le fait trop souvent, à des domestiques toutes ces petites préparations qui demandent de la patience, des soins et une sollicitude dont ils sont incapables.

Quand tout sera préparé, achevé, si l'on veut s'administrer soi-même le clystère, on s'appuiera sur la chaise longue [1]; les pieds véritables ailes de moulin devront décrire un angle de soixante-dix à quatre-vingts degrés. On amènera l'instrument à l'endroit ..... de la main gauche sans précipitation ni mouvemens brusques, et de la main droite on abaissera *amoroso* la pompe foulante; on poussera avec discrétion et sans saccades, puis les deux jambes devront se rapprocher; on se mettra au lit ou dans un fauteuil, en ayant soin de s'abstenir d'aucun mouvement, et de ré-

[1] Voyez aussi au chap. *des Seringues*, page 48.

sister le plus qu'on pourra à la tentation qu'on éprouvera en pareil cas. Plus le li-quide baigne long-temps les entrailles, plus le malade se sent soulagé.

CHAPITRE VI.

Des lavemens à double personnage.

Ces lavemens sont faciles à administrer. Le patient doit-être à jeun, la tête libre de soins et d'inquiétude. Député, il ne pensera point à la question mise à l'ordre du jour ; poëte, il ne rêvera pas à la rime ; spéculateur, il ne s'occupera pas de la *co te* du jour. Au moment de l'opération, il quittera lui-même tout voile importun, s'inclinera sur le côté droit, fléchira la jambe en avant, et présentera tout ce qu'on lui demandera sans honte, ni fausse pudeur. De son côté, l'opérateur n'ira point droit au but ; mais comme un tirailleur adroit, qui s'avance sans bruit, écarte ou abaisse des broussailles ou des herbes importunes, s'arrête, cherche des yeux, et lorsqu'il a aperçu l'ennemi, ajuste et tire, ainsi l'opérateur usera d'adresse, de précaution, sollicitera, tentera, n'exécutera aucun mouvement avant d'avoir trouvé le point d'arrêt et de mire.

CHAPITRE VII.

Les clystères rompent-ils ou non le jeûne ?

C'est vers l'an 1660, qu'on agita dans le monde savant une singulière proposition. Il s'agissait de savoir si le clysma rompait le jeûne. Ce fut un médecin qui, le premier, proposa cette question, qui fit naître une foule de thèses plus comiques les unes que les autres.

Montanus soutenait qu'on pouvait, sans manquer aux lois de l'église, prendre autant de clysma qu'on voudrait ;

Voici comment il argumentait :

Cela rompt seul le jeûne qui est nutritif ;

Or, le clysma n'est pas nutritif ;

Donc le clysma ne rompt pas le jeûne.

Je prouve la mineure ;

Cela n'est pas nutritif qui ne peut s'appeler alimens ;

Or, le clysma n'est pas un aliment ;

Donc, etc.

Je prouve la mineure :

Cela n'est pas un aliment qui ne se prend pas par la bouche;

Or, le clysma se prend ailleurs que par la bouche;

Donc le clysma n'est pas nutritif.

Donc on ne peut appeler le clysma un aliment;

Donc il ne rompt pas le jeûne.

Et surabondamment : Galien enseigne, livre 7, chapitre VI, que ce qui nourrit est *viscidum, lentum et crassum* : or il n'est pas besoin de prouver que la matière du clysma n'est ni *viscidum, lentum neque crassum*; donc .....

Le vin lui-même n'est pas un aliment suivant Mercurialis, dans son traité *De vino et aquâ*, où ce docte établit que le vin n'est pas un aliment, mais *alimenti vehiculum*.

Galien, dans son chapitre des choses nutritives n'a pas plus parlé du vin que du clysma, *ergo*...

Toutes les dévotes prirent fait et cause pour le docteur. Plusieurs d'entre elles avaient imaginé des infusions de bouillon qui, prises le matin, faisaient patiemment attendre l'heure du dîner. De leur côté, les apothicaires soutenaient que depuis Aristote on n'avait pas mieux raisonné que le docteur Montanus. Quelques-uns d'eux votèrent des remercîmens au médecin. On agita sérieusement la question de savoir si on ne lui proposerait pas un abonnement gratuit, pour toute sa vie, à la meilleure officine de Paris. Quelques hommes sévères qui ne badinaient pas avec les principes, attaquèrent la morale de Montanus comme tendant au relâchement. A les entendre, Montanus était aussi mauvais médecin que mauvais logicien, et ils prouvèrent ainsi cette double assertion.

La bouche est la voie commune des alimens, mais ce n'est pas la seule.

Gallien déclare positivement que les alimens injectés par clystères peuvent arriver jusqu'au ventricule ; *ergo*, le clysma est nutritif.

Il est faux que le vin ne soit pas un aliment; le fondateur de la médecine, Hippocrate, l'affirme positivement : *Quibusdam vinum alimentum, quibusdam non est alimentum.*

Celse enseigne, lib. 2, chap. XVIII, que le vin doux est fort, *valentissimi generis est.*

Averroës, liv. 7, chap XVI, rapporte que le vin était défendu chez les Sarrasins, par une loi expresse, excepté pour ceux qui étaient en syncope et dont cette liqueur pouvait rappeler les forces.

Et cela est si vraï, ajoutaient les apothicaires, qu'on cite plusieurs malades qui ne se soutenaient que par des lavemens, car ils disaient le mot, et qu'un homme sain, vigoureux, pourrait vivre par d'autre nourriture que celle qui est prise par la voie commune, *via communis.*

C'était là où les attendaient les défenseurs du clysma.

Quod est probandum, crièrent-ils à la fois.

On a vu des médecins s'inoculer le virus de la peste, pour prouver que cette maladie n'est pas contagieuse. Croirait-on pu'aucun apothicaire ne put consentir à vivre pendant quelques jours de clysma qour défendre la thèse!

Dès ce moment, la joie fut dans le

camp des clysmatiques : le clysma pénétra
jusque dans la cellule des moines. Les no-
nettes elles-même, rassurée désormais, le
laissèrent entrer chez elles.

APPENDICE.

CAUSES GRASSES.

Affaire pour clystères donnés.

Mémoire pour Étiennette Boyau, femme de Louis le Large, tisserand, demeurant à Troyes; ladite Étiennette Boyau, garde-malade, connue plus généralement sous le nom de Tiennette, demanderesse;

Contre maître François Bourgeois, chanoine de l'insigne église collégiale et papale de Saint-Urbain de Troyes, défendeur.

CETTE cause présente un spectacle aussi nouveau qu'intéressant. On y verra d'un côté un ecclésiastique, un chanoine, un homme riche, jouir pendant deux ans des travaux du mercenaire; travaux d'autant plus importans, qu'ils intéressent la vie, qu'ils rappellent la fraîcheur, qu'ils conservent la santé ; on verra, dis-je, cet ecclésiastique, après deux ans consécutifs de soins et de services, refuser au mercenaire la récompense qu'il a si justement acquise, et la lui refuser aux yeux même de la justice.

On verra de l'autre côté, une femme qui a toujours rempli les devoirs de son état avec distinction ; pauvre, les richesses n'accompagnent pas toujours les talens ; âgée, c'est un titre de plus pour mériter la commisération ; on verra cette pauvre femme, après avoir différentes fois, mais en vain, sollicité le sieur Bourgeois de lui payer un salaire légitime et trop long-temps différé, forcée à la fin, par ses besoins, de réclamer la protection des lois, et de révéler à la face du public, et ses bienfaits, et l'ingratitude du sieur Bourgeois. Le récit du fait mettra ces deux objets dans tout leur jour.

FAIT.

Le sieur Bourgeois se trouvait depuis

quelque temps fatigué d'une intempérie
chaude des viscères, et de cette espèce
d'acrimonie du sang qui en fait extravaser
la partie rouge. Ayant consulté pour sa
maladie, on lui ordonna l'usage fréquent
d'une espèce de lénitif, connu vulgairement sous le nom de clystère. La faculté
ayant parlé, il ne s'agissait plus que de
trouver quelqu'un pourvu des talens nécessaires pour en exécuter l'ordonnance. On
aurait pu s'adresser au sieur Gentil, le
phénix des apothicaires de cette ville. Mais
le sieur Gentil gagne beaucoup dans sa
boutique, et ne se déplace qu'à grands frais.
Tiennette jouissait alors de la réputation
la plus brillante. Elle avait l'honneur de
servir les personnes les plus qualifiées de
la ville, qui se louaient également de son
zèle et de sa dextérité ; d'ailleurs, quoiqu'elle ne fût pas riche, elle ne prenait
que deux sous six deniers par représenta-
tion, ce qui la faisait passer pour une
femme d'un désintéressement peu commun.

Le sieur Bourgeois jeta les yeux sur
elle ; il la pria de venir le voir. Il lui fit

une confidence de sa maladie, de la consultation des médecins, et des services dont il avait besoin. Tiennette lui ayant donné un essai de son savoir-faire, il la combla des éloges les plus flatteurs, et la pria de lui continuer par la suite ses bons offices.

Deux ans entiers se passèrent de la sorte; c'est-à-dire, le sieur Bourgeois, toujours un peu échauffé, et toujours se rafraîchissant; Tiennette toujours officieuse, et toujours prête à le rafraîchir : elle y procédait au moins une fois par jour, et souvent jusqu'à six.

Cependant elle avait besoin d'argent, et le sieur Bourgeois ne voulait point lui en donner. Trois cents fois, dans les momens les plus intéressans et dans la posture la plus suppliante, elle le pria d'avoir égard à ses besoins, sans qu'il se laissât attendrir.

Enfin, le carême dernier s'approchant, elle crut l'occasion favorable pour amener le sieur Bourgeois à des sentimens plus humains et plus équitables : elle se persuadait dans ce temps de réconciliation, qu'elle n'aurait qu'à parler, pour être satisfaite; elle se résolut même, pour y apporter de sa part plus de facilité, à ne demander que la somme de 150 livres, quoiqu'elle eût droit d'exiger une somme beaucoup plus considérable, ainsi qu'on le prouvera par la suite.

Elle se croyait si sûre d'être payée, qu'elle avait déjà pris quelques arrange-mens pour placer à fonds perdus ces 150 livres, à dessein de s'en faire une petite rente qui lui assurât du pain dans ses vieux jours.

Elle partit donc de chez elle, pleine d'espérance et de projets. Chemin faisant, et dans la joie de son cœur, elle se disait à elle-même : J'ai semé, je vais recueillir. Inutiles projets! espérance trompeuse ! A peine fut-elle arrivée, et eut-elle fait part au sieur Bourgeois du sujet de sa visite, que, la regardant d'un front sévère, il lui dit : *Je n'ai point d'argent à vous donner.* Mais, au moins, lui répondit-elle, en versant des torrens de larmes, donnez-moi, ou vendez-moi deux boisseaux de blé. *Je ne donne,* répliqua-t-il, *ni ne vends mon blé dans un temps où il est à bon marché, et où il peut devenir cher.* A ces mots Tiennette fut frappée comme d'un coup de foudre, la douce espérance s'envola de son cœur, et le désespoir qui s'en rendit maître, la ramena chez elle.

Plongée dans la douleur la plus amère, ses amies, ses voisines vinrent la consoler; toutes lui conseillèrent de traduire en justice l'ingrat qui l'avait si cruellement renvoyée. Elle hésita long-temps : car si d'un côté sa misère et ses besoins la portaient à y consentir, de l'autre elle était retenue par l'attachement qu'elle conservait encore pour le sieur Bourgeois. Enfin cependant le besoin emporta la balance, et l'exploit fut donné le 5 mai 1746. Par cet exploit elle conclut à la modique somme de 150 livres, tant pour avoir mis en place 1200 lavemens que pour avoir fourni la seringue et le canon. Tels sont les faits. Prouvons maintenant combien la demande de Tiennette est juste et modérée.

MOYENS.

Nous pourrions citer les autorités les plus respectables, pour faire voir au sieur

Bourgeois combien il est mal de retenir la récompense du mercenaire ; mais, nous nous contenterons de rapporter à cet égard le sentiment des Païens. Hésiode, le plus ancien gnomographe de la Grèce qui nous soit connu, a dit dans son ouvrage intitulé *Opera et Dies*, lib. I, ces belles paroles, qu'on ne saurait assez méditer :

Donnez au mercenaire la récompense qu'il a méritée. Pithée, roi de Trézène, qui vivait trente ans avant Salomon, et qui, par sa fille Æthra, fut aïeul de Thésée, avait donné le même précepte long-temps avant Hésiode.

Si les Païens ont regardé ce précepte comme un principe de morale, combien le sieur Bourgeois doit-il rougir de l'avoir si mal pratiqué? Si une autorité plus sainte nous ordonne de ne pas garder la récompense du mercenaire jusqu'au lendemain, combien le sieur Bourgeois doit-il se reprocher d'avoir retenu pendant deux ans le salaire de Tiennette! Si des services ordinaires doivent être suivis d'une récompense si prompte, combien doit l'être davantage la récompense de ces services secrets, de ces services auxquels l'humanité répugne un peu, de ces services, en un mot, qu'on ne rend point en face :

Comment se défendra le sieur Bourgeois? Opposera-t-il la fin de *non-recevoir?* Mais depuis le dernier lavement que Tiennette lui a donné, jusqu'au jour de l'exploit, il ne s'est guère écoulé que deux mois. Déniera-t-il les services de Tiennette? Tous ses voisins et ses amis sont prêts d'en rendre témoignage. Dira-t-il que Tiennette s'acquitte maladroitement de ses fonctions? La voix de tous les honnêtes gens de la ville s'élèverait contre lui.

Peut-être se retranchera-t-il à dire que la somme de 150 livres est exorbitante; que des lavemens, ainsi que toute autre chose, doivent être moins chers en gros qu'en détail; et que lui, qui en prend tous les jours, et plutôt six qu'un, doit les avoir à meilleur marché qu'une personne qui n'en prendrait qu'un en passant. Cette réflexion du sieur Bourgeois est judicieuse. Mais, par un calcul fort simple, on va lui prouver qu'il en fait une application peu juste.

Tiennette a servi le sieur Bourgeois pendant deux ans consécutifs : le fait n'est pas douteux. Chaque année est composée de trois cent soixante-cinq jours, ce qui fait pour les deux ans un total de sept cent trente jours. Or le sieur Bourgeois prenait au moins un lavement par jour, et souvent il en prenait jusqu'à six. Ainsi en évaluant chaque jour l'un dans l'autre à trois lavemens (et cette évaluation n'est pas excessive), il se trouvera pour les sept cent trente jours, un capital de deux mille cent quatre-vingt-dix lavemens, lesquels à deux sous six deniers pièce, qui est le prix courant, forment, si l'on ne se trompe, la somme de deux cent soixante-treize livres quinze sous.

Tiennette a bien voulu restreindre ces deux mille cent quatre-vingt-dix lavemens au nombre de douze cents; et au lieu de deux cent soixante-treize livres quinze sous qu'elle avait droit de prétendre, elle s'est réduite à la somme de cent cinquante livres, qui n'est presque que la moitié. Comment donc le sieur Bourgeois ose-t-il se plaindre? Et Tiennette pouvait-elle porter le désintéressement et la modération plus loin?

Mais il est inutile, dans ce mémoire préparatoire, de s'arrêter plus long-temps à prévenir les objections du sieur Bourgeois. On se propose, lorsqu'il aura fourni ses défenses, d'y répondre amplement dans un second mémoire.

Tiennette même ose se flatter qu'il n'en viendra pas jusque-là. Elle espère qu'il rentrera dans lui-même; qu'il rougira de son ingratitude; qu'il sentira que, si refuser au riche ce qu'on lui doit, est une injustice, le refuser au pauvre, c'est en quelque sorte un homicide.

L'intérêt propre du sieur Bourgeois, doit l'engager à faire justice à Tiennette; car enfin il n'est pas parfaitement guéri de sa maladie. S'il ne satisfait pas Tiennette, qui désormais voudra lui rendre des services qu'il sait si mal récompenser? Qui les lui rendra avec autant de zèle et de dextérité?

Qu'il revienne à résipiscence, et Tiennette oubliera le passé. On s'attache aux gens par les bienfaits : elle s'est véritablement attachée à lui par ceux qu'elle lui a rendus. Qu'il lui fasse justice, et il la verra retourner à côté de son lit avec plus d'empressement que jamais.

Mais s'il persiste dans son endurcissement, si son ingratitude continue, si Tiennette est obligée de faire porter la cause à l'audience, doit-on douter qu'elle n'obtienne le succès le plus favorable ?

(Ce Mémoire est de maître Grosley, ancien avocat à Troyes [1].)

[1] Cette affaire ne fut point suivie et les parties s'accommodèrent.

AFFAIRE

POUR

UN PORTRAIT D'APOTHICAIRE.

Précis pour le sieur Boucher de Villers,
peintre, dessinateur des médailles pour
le cabinet du roi, demandeur ;

Contre le sieur C...., apothicaire, défendeur.

Un apothicaire qui s'est fait peindre ne
veut pas satisfaire son peintre, il ne lui
offre pour paiement que de mauvaises
drogues ; le portrait, dit-il, n'est pas
ressemblant ; comme si une partie pouvait être juge dans sa propre cause, ou
que l'on dût s'en rapporter à un apothicaire pour juger de la ressemblance des
visages ? Si le sieur C... eût examiné de

bien près sa prétention, il aurait vu qu'elle est absolument sans fondement, et l'aurait sans doute abandonnée sur-le-champ.

FAIT.

Le sieur C..., apothicaire, vint, il y a plus d'un an, prier le sieur de Villers de lui faire son portrait. Un autre peintre, quelque temps avant, avait déjà peint l'apothicaire, à l'huile; mais celui-ci voulait une miniature pour faire un bracelet à sa femme!

Le sieur de Villers y consentit; mais comme leurs occupations, qui ont des objets diamétralement opposés, ne leur permettaient pas de trouver des occasions de se réunir, le sieur C... proposa d'envoyer son portrait, et le sieur de Villers s'engagea d'en faire une copie pour laquelle il voulut bien se restreindre à quatre-vingt-seize livres, que le sieur C..., promit de lui payer.

L'ouvrage fini, le sieur C...., qui le vint voir, le trouva bien; mais au lieu d'un petit bonnet et d'une robe de chambre, il demanda en grâce une perruque nouée et un habit noir. Le sieur de Villers pour les quatre-vingt-seize livres n'était assurément pas obligé d'habiller et de déshabiller ainsi le sieur C.... à sa volonté; cependant, quoique le premier portrait fût en robe de chambre, et que le sieur C..., qui était d'une figure très-agréable, fût très-bien en déshabillé, le sieur de Villers voulut bien se prêter à lui mettre sa perruque et son habit, sans prétendre aucune augmentation au prix convenu.

Quand tout fut fait au gré du sieur C...., et qu'il n'y avait plus qu'à payer, son empressement se ralentit, il employa toutes sortes de délais, de défaites peu vraisemblables et de finesses maladroites pour avoir ses portraits et ne rien donner; le sieur de Villers, qui s'en aperçut aisément, l'a fait avertir dix fois, sans succès, de les retirer en lui donnant quatre-vingt-seize livres; il n'a répondu que par des propos vagues, et a été jusqu'à compromettre le lieutenant de police, en se vantant qu'avec un simple placet il obligerait le sieur de Villers à rendre le portrait à l'huile, et garder le portrait en miniature.

Le sieur de Villers a donc été forcé de faire sommer le sieur C.... de le payer en lui remettant les deux portraits, et trois jours après de le faire assigner au Châtelet aux mêmes fins.

Le sieur C.... dans ses défenses a dénaturé tous les faits, en convenant néanmoins du marché fait à quatre-vingt-seize livres. Ainsi ce marché est une chose constante entre les parties ; mais il a prétendu avoir fourni au sieur C... pour soixante livres neuf sous de drogues, dont il a demandé la condamnation contre lui en lui offrant trente-cinq livres onze sous pour le surplus, au cas que par des gens de l'art le portrait en miniature fût jugé ressemblant.

Le sieur de Villers par ses répliques a rétabli les faits ; il convient d'abord que le sieur C.... lui a fourni plusieurs drogues, tant bonnes que mauvaises, détaillées dans un mémoire que le sieur de Villers rapporte et qu'il a fait régler par un homme de l'art ; car on sait qu'un mémoire d'apothicaire est dans le cas au moins, autant que bien d'autres, d'être réglé : à l'égard de l'apothicaire en miniature, il le soutient ressemblant à l'apothicaire à l'huile, et c'est tout ce qu'il avait promis de faire. Quelques réflexions très-courtes vont lever le voile, et montrer au sieur C.... la vérité à découvert.

MOYENS.

Le sieur de Villers s'engage à faire le portrait en miniature du sieur C..., d'après un portrait à l'huile de ce même sieur C...., la preuve en résulte de ce que le sieur C.... lui a envoyé ce portrait à l'huile, qui est encore entre les mains du sieur de Villers ; le prix fut fixé à quatre-vingt-seize livres, le sieur C... en convient ; l'apothicaire à l'huile est en robe de chambre, le sieur de Villers mit en robe de chambre sa miniature ; le sieur C.... voulut une perruque nouée et un habit noir, le sieur de Villers s'y prêta et ne demande rien de plus : tous ces faits sont constans : il faut donc que le sieur C .. lui paie quatre-vingt-seize livres.

Celui-ci, qui voudrait avoir ses portraits et ne pas payer, s'alembique l'esprit pour trouver un remède à son embarras ; il voudrait s'en retirer avec de la manne en sorte, de la casse et du petit lait ; assurément de la bonne casse est bonne, mais il ne suffit pas de purger son créancier pour se libérer avec lui, il lui restera toujours de l'humeur tant qu'il ne sera pas payé, et des parties d'apothicaire enflées de moitié, n'opèreront jamais un paiement légitime.

Le sieur C..... a promis de payer quatre-vingt-seize livres, il ne le nie pas : il a fourni au sieur de Villers pour quarante livres de drogues, suivant son mémoire réglé : il doit donc encore cinquante-six livres. Le sieur C... n'a jamais rien fait de plus clair que ce calcul, et le sieur de Villers nie formellement qu'il lui ait jamais été rien fourni de plus par le sieur C..., qui d'ailleurs, aux termes de la coutume de Paris, n'a plus d'action.

Aussi, se méfiant de cette ressource, il avance que le portrait ne lui ressemble pas. Mais c'est de sa part une équivoque qu'il faut éclaircir. Il est possible que la miniature ne lui ressemble pas au dernier point de perfection; et voici pourquoi. Dans tout ceci, c'est le sieur C.... qui est original; les deux portraits sont copies; le sieur de Villers s'était engagé pour quatre-vingt-seize livres de faire ressembler le portrait en miniature au portrait que lui avait envoyé le sieur C.... : or, le sieur de Villers met en fait que l'apothicaire en miniature ressemble, non pas peut-être à l'apothicaire original, il ne s'y est pas engagé; mais très-parfaitement à l'apothicaire à l'huile.

Une seconde raison est qu'on ne se reconnaît pas si bien soi-même, et de là il est moins étonnant que le sieur C.... s'y trompe.

D'ailleurs, lorsqu'on le peignit à l'huile, il avait cinq ou six ans de moins, et possédait alors la plus jolie figure d'apothicaire, sans comparaison, qu'il y ait à Paris; mais le temps peut lui avoir enlevé quelqu'une de ses grâces.

Enfin, dans le portrait à l'huile, il est peint en robe de chambre, à son fourneau,

8*

près d'une cornue, d'un récipient et de plusieurs fioles ; au lieu que dans la miniature, à cause du petit espace, tout ce qu'il y avait de cornue, de récipient, etc., a été supprimé ; et il a voulu une perruque et un habit noir. Peut-être toutes ces différences lui ont-elles fait illusion ; le sieur de Villers aime à se le persuader, et voudrait sauver le sieur C..... du soupçon de mauvaise foi, en le supposant dans l'erreur.

Mais il en faut revenir au vrai, le portrait en miniature ressemble au portrait à l'huile, le sieur de Villers le soutient, la vue seule en décide. Resterait-il du doute? Le sieur de Villers veut bien consentir, quoique ce ne soit pas le cas, que des experts donnent leur avis, si les juges le croient nécessaire. Ces experts peuvent se passer du sieur C..., ils ne doivent même pas voir l'original, ils n'ont à juger que la ressemblance d'une copie à l'autre. D'après leur avis, il ne restera plus qu'à condamner le sieur C... au paiement de quatre-vingt-seize livres, prix convenu et avoué, à la déduction de quarante livres et quelques sous pour les drogues que le sieur de Villers consent avoir reçues, et en tous les dépens.

(*Ce Mémoire est de M*e. *Coqueley de Chause-Pierre, avocat*[1].)

[1] Il y eut un rapport d'experts d'ordonné, et leur jugement ne s'étant pas trouvé favorable au sieur de Villers, il prit le parti de s'accommoder avec sa partie adverse.

FIN.

[illegible] pour [illegible]
[illegible]

[illegible]
[illegible]

[illegible]
[illegible]
[illegible]
[illegible]

TABLE.

FIN DE LA TABLE.